Cómo Vencer el Acné

Un tratamiento natural para deshacerte del acné rápidamente

Gabriela C. Pinto

Copyright © 2015 Gabriela C. Pinto

Copyright © 2015 Editorial Imagen.
Córdoba, Argentina

Editorialimagen.com
All rights reserved.

Edición Corregida y Revisada, Noviembre 2015

Todos los derechos reservados. Ninguna parte de este libro puede ser reproducida por cualquier medio (incluido electrónico, mecánico u otro, como ser fotocopia, grabación o cualquier sistema de almacenamiento o reproducción de información) sin el permiso escrito del autor, a excepción de porciones breves citadas con fines de revisión.

CATEGORÍA: Salud y Bienestar

Impreso en los Estados Unidos de América

ISBN-13:
ISBN-10:

ÍNDICE

Prefacio 1
Introducción 5
1 Lo que hace tu piel 13
2 Las cinco etapas del acné 15
3 ¿Qué y por qué? 19
4 ¿Qué te está diciendo tu acné? 21
5 Consejos sencillos para disminuir el acné 25
6 Cambia tu dieta 29
7 Desintoxícate 35
8 La teoría de la vitamina B5 37
9 Acné y zinc 41
10 Tratamiento homeopático del acné 45
11 Ayurveda y acné 51
12 Medicina china para el acné 55
13 Recetas chinas de hierbas para el acné 59
14 Ajos, limones y papas 63
15 Las hierbas medicinales que te puedes que aplicar
.... 67
16 Té verde y acné 71
17 Otros remedios a base de hierbas 75

18 Accutane **79**
19 Otros remedios comerciales naturales **83**
Conclusión **85**
Más libros de interés **91**

Prefacio

Ya sea que sufras o no de acné (y sufrir es definitivamente la palabra indicada), estoy seguro de que estás familiarizado con esta afección. De hecho, ya que algunos expertos indican que el 80% de los adolescentes sufren de acné, sería imposible no estar ligeramente familiarizado con este problema; aunque seas uno de los pocos afortunados que no sufren de acné.

Así como hay remedios para cualquier condición médica que pueda dejar cicatrices y desfigurar (tanto física como mentalmente), existen muchos tratamientos y medicinas para el acné que se promocionan como la "cura". Desafortunadamente, mientras algunos tratamientos son indudablemente capaces de aliviar y contrarrestar hasta el peor efecto de esta afección, no existe una "cura" para el acné, simplemente porque no existe una única causa.

En efecto, existen muchos diferentes tipos de acné, aunque algunos se consideran diferentes etapas de la misma condición. No obstante, el hecho es que con un rango tan amplio de "tipos" diferentes de acné, las posibilidades de que haya una cura única son muy remotas.

Aun así, no son todas malas noticias.

Hay algunas cosas que se pueden hacer y cambios que se pueden realizar que te ayudarán a reducir la severidad de tu acné si eres una de sus víctimas.

En este libro descubrirás la extraordinaria historia de la autora y de cómo descubrió diferentes métodos naturales y efectivos para tratar el problema que venía sufriendo desde hace años. Con lujo de detalles, Gabriela cuenta cómo dio con la correcta solución para acabar de una vez por todas con ese fastidioso acné, y comparte todos sus secretos contigo.

Si bien no sería justo sugerir que haciendo esas cosas te vas a liberar de tu problema de forma permanente, es seguro decir que definitivamente te van a ayudar, y esto sin duda alguna va a ser un paso en la dirección correcta para cualquiera que sufra de acné.

Lo mejor es que muchas de las cosas que puedes hacer y los pasos que tienes que llevar a cabo para disminuir la gravedad de tu acné son completamente naturales y no involucran el uso de fármacos o drogas invasivas, aunque las cremas y otras medicinas que tu médico te receta pueden también ser de ayuda.

El Editor

Introducción

El acné es de lo peor. Puede atacarte en cualquier momento y siempre tiene un efecto devastador. El acné es difícil de tratar y prácticamente imposible de curar. Los que sufren de acné a menudo se sienten frustrados y acomplejados mientras intentan lograr mantener la gravedad de su afección bajo control.

Pero si ya padeces acné, ya sabes todo esto. Ya sabes cuán doloroso y humillante puede ser padecer de granos, barritos o cualquier tipo de irritación de la piel. Si eres como la mayoría de los que lo padecen, probablemente ya has probado todo lo que ha llegado a tus manos para mejorar tu afección.

Probablemente ya has visitado todas las farmacias en un radio de 100 millas, has comprado por internet docenas de cremas diferentes e incluso has considerado comprar una caja de barro del Mar Muerto para frotártelo en la cara. En resumen, si eres como yo, ya has probado cada químico, invento farmacéutico o solución biomédica jamás creada para curar tu problema de acné.

Sin embargo déjame preguntarte, ¿has intentado alguna manera holística y natural para deshacerte de tu acné?

No lo creerías si me ves ahora, pero luché mi batalla contra el acné desde que apenas estaba saliendo de la escuela elemental. Mi viaje de veinte años me llevó a recorrer los pasillos de cada farmacia en todas las ciudades que alguna vez visité. Adquirí productos que muchos países no permitirían que ingresaran por sus fronteras y probablemente me unté en la cara más medicinas que ninguna otra mujer.

Todo lo que intenté, sin embargo, a la larga fracasó. Algunos tratamientos funcionaron por un tiempo y otros solamente lo hicieron por una hora o dos. Pero nada me ayudó a aliviar mi problema para siempre. Nada me dejaba sintiéndome limpia y libre de mi horrible enfermedad.

Esto fue hasta que encontré la manera gratuita de curarme a mí misma de una manera natural.

La peor época de mi acné fue cuando estaba en la universidad. Cualquier cosa que me pusiera, aunque fuera ligeramente sobre la piel, hacía que se desencadenara el problema todavía más. No podía planear una cita sin que me pusiera como un pez tropical. Esto era vergonzoso y me obligó a buscar una solución en cualquier lugar donde la pudiera encontrar.

Para las vacaciones de mi tercer año, me fui a "vacacionar" a una clínica cerca de Salt Lake City. El panfleto decía que las alturas podían mejorar mi piel. Lo único que hicieron fue ayudarle a mi asma.

En el receso de primavera de ese año, sumergí mi cabeza en el Mar Muerto para ver si esto me podía curar. Lo hizo por un tiempo, hasta que tuve que empezar a prepararme para mis exámenes finales.

Probé cada tratamiento que pude encontrar, no me importó si era natural, artificial o extranjero. Si decía que funcionaba, yo lo iba a probar. ¿Algo tenía que funcionar, cierto?

Pero nada funcionaba. Durante la universidad y cuando me incorporé a la fuerza laboral seguía sufriendo del tipo de acné que es más común en los chicos de secundaria. Acortaba reuniones, me zafaba de citas y abandonaba las fiestas si mi acné me obligaba a ello.

Mi vida giraba en torno a mis granos y sentía que nunca más podría llevar una vida normal.

No fue sino hasta que me encontré accidentalmente con un viejo amigo que comencé a darme cuenta de lo mal que estaba realizando mi búsqueda de una cura.

Iba en el tren hacia el trabajo un día cuando vi a un viejo amigo de la secundaria sentado en frente mío. Él no me vio, así que yo me incliné para saludarlo. Él también había padecido de acné, así que siempre tuvimos un lazo en común. Su cara estaba perfecta y se veía decepcionado cuando se dio cuenta de que la mía no lo estaba.

Me preguntó acerca de mi acné y no tenía nada más que decirle, sino que aún no había descubierto qué hacer para solucionar mi padecimiento.

Él me preguntó acerca de diferentes medicinas y especialistas, y le respondí que ya había tomado todas y visitado a todos. Le dije que estaba resignada a vivir con eso por el resto de mi vida.

Él se rio de mí cuando dije eso. Me dijo que el enfoque médico tampoco había funcionado para él. Entonces procedió a contarme la historia de su recuperación. Sonaba mucho a mi historia. Él luchó por muchos años sin lograr resultados.

Luego me entregó un cuaderno y dijo que la información que había ahí le había limpiado la cara y cambiado su vida. Lo miré escépticamente, pero él simplemente asintió y me preguntó si los resultados eran lo suficientemente reales.

No tenía nada que perder, así que tomé el libro y le prometí llamarlo en tres semanas para informarle de mis resultados. No planeaba llamarlo hasta que viera alguna diferencia, así que no esperaba que lo fuera a llamar.

Leí el cuaderno, recibí su consejo y seguí mi camino. Pasó un mes y la diferencia era tan sutil que difícilmente la notaba. La verdad es que la única razón por la que lo noté es porque recibía cumplidos. Después de un mes y medio la mayor parte de mi acné había desaparecido y no estaban apareciendo nuevos puntos negros en mi rostro.

Rápidamente llamé a mi amigo para agradecerle y él simplemente se rio y dijo que estaba esperando mi llamada. No podía dejar de hablar acerca de lo grandioso que era su cuaderno y de cómo en realidad me había salvado la vida. Le pregunté por qué no publicaba esa información para que todos la tuvieran.

Me dijo que no sabía nada acerca de cómo escribir un libro. Había pasado mucho tiempo tratando de vencer su acné, así que apenas encontró la manera correcta de hacerlo ya no quiso saber del tema nunca más. Me contó que si quería convertir su cuaderno en un libro y venderlo, él me daba su permiso.

Así que ese cuaderno es ahora el libro que estás leyendo, un éxito de ventas por internet.

El acné se presenta de manera diferente en diferentes

personas. Por lo tanto suena lógico que la cura también funcione diferente en las personas. Está en la manera occidental de entender la medicina que nos enseñan. Cuando sometes tu cuerpo a una cura natural, esta lógica deja de ser cierta.

Una cura natural no trata los síntomas, sino que ayuda a sanar la parte de tu cuerpo que está causando estos síntomas. Este libro te explicará cómo encontrar los órganos afectados y sanarlos. Aprenderás todo esto desde la seguridad y comodidad de tu hogar.

Si estás luchando con el acné y no has encontrado nada que funcione, tienes que darle una ojeada a este libro. Las personas han sufrido de acné por miles de años, pero tú no tienes que sufrir más. ¿Estás dispuesto a correr el riesgo de cambiar tu vida para mejor?

Si nunca antes has ido donde un médico holístico o un gurú sanador puedo entender tu escepticismo. Los doctores en medicina, en casi todos los lugares del mundo, son puestos a prueba, reglamentados y se constata que son expertos y legítimos. Los doctores holísticos no son tratados con el mismo grado de escrutinio y desafortunadamente hay algunos impostores trabajando en esta área.

Es algo desafortunado pero es cierto. Estos pocos farsantes están arruinando a todos aquellos que practican técnicas naturales legítimas para sanar. Estos "doctores" renegados están evitando que millones de personas alrededor del mundo puedan ser sanadas, e impiden que tú creas que hay una solución natural a tu problema de acné.

La curación natural ha sido usada en forma eficaz por miles de años, pero a pesar de toda la evidencia, todavía existen personas que creen que esto no es nada más que una estafa. Espero que no seas una de esas personas, pero si lo eres, entonces este es un libro que necesitas leer.

Este libro te enseñará todo lo que necesitas saber acerca de curar tu acné de una vez por todas. Te enseñará exactamente qué es lo que tu acné te está tratando de decir y cómo deberías responderle. Sin embargo, lo más importante es que este libro te explicará los diferentes métodos que puedes utilizar para sanar tu piel.

No importa si todavía piensas que la sanación natural no es la cura adecuada, déjame decirte que no hay razón para que prives a tu cuerpo de todos los beneficios que aprenderás en las próximas páginas.

Vamos a iniciar nuestra investigación de la mejor manera para que puedas tratar tu problema de acné de una manera totalmente natural, así que comenzaremos a ver la importancia del órgano más importante de tu cuerpo, la piel.

1
Lo que hace tu piel

Tu piel no es solamente el "estuche" que evita que el resto de tu cuerpo tenga fugas. De hecho, la piel es el órgano más grande del cuerpo humano. Por supuesto que todos quieren que su piel luzca joven y saludable, así que el ataque del acné puede ser un golpe terrible.

La piel es una "envoltura" de tu cuerpo compleja y sumamente dinámica, una que literalmente cambia cada segundo del día conforme las células de la piel mueren, únicamente para ser reemplazadas por nuevas células en un ciclo en el cual la vida vieja se ve rejuvenecida por la vida nueva.

Lo más importante es que tu piel es el reflejo de tu estado

general de salud, y te protege contra el ataque de infecciones y toxinas extrañas. También le permite a tu cuerpo pasar las toxinas que inevitablemente se concentran dentro de él, y expulsarlas hacia el exterior de una manera segura y eficiente. Es por esto que tu piel es definitivamente digna de mucho cuidado y atención.

Aun así, no importa cuánto cuidado y atención le dediques a tu piel, es prácticamente imposible prevenir por completo el ataque del acné si de alguna manera estás predispuesto a esta afección.

Pero esto no quiere decir que estás completamente impotente en la lucha contra esta debilitante y dañina afección.

Antes de indicar qué es lo que deberías hacer, vamos a comenzar señalando los diferentes tipos y etapas del acné que sufre la mayoría de la gente.

2

Las cinco etapas del acné

Acné vulgaris

Esta es la forma más común de acné, y su gravedad oscila entre leve hasta relativamente grave, y afecta a personas de todas las edades. Es más común verlo en los adolescentes cuando están en la pubertad, cuando los cambios corporales y hormonales por los que están pasando crean desequilibrios que son la causa primordial del acné.

Aun así, es importante diferenciar entre tener unos cuantos puntos o granos y acné vulgaris. El primero es algo que les sucederá a todas las personas de vez en cuando durante la vida, como resultado del estrés corriente y la tensión de la vida cotidiana, mientras que el segundo implica diferentes tipos de llagas, lesiones o manchas en la piel:

* Puntos blancos - poros de la piel cerrados y tapados
* Puntos negros - poros cerrados que están expuestos a la suciedad en la superficie de la piel
* Pápulas - áreas rojas que son prominentes y sobresalen de la superficie de la piel
* Pústulas - granos o bultos en la superficie de la piel que generalmente contienen pus

En los casos más graves de acné vulgaris, al afectado se le pueden desarrollar quistes o nódulos, que son muy dolorosos y están llenos de pus. Si no se atienden con cuidado y atención, este es el tipo de lesiones que causan cicatrices que duran toda la vida.

Acné rosácea

Este tipo de acné generalmente se presenta como un sarpullido rojo que se forma entre los granos y otras manchas que son más comunes entre quienes sufren de acné vulgaris. Esta afección particular se ve más comúnmente entre los hombres que entre las mujeres, y puede necesitar de un tratamiento y cuidado especializado si se torna muy grave.

Acné conglobata

Este es un caso más severo que el anterior, y generalmente se presentan llagas o lesiones que están interconectadas. Presenta puntos negros, puntos blancos, pústulas y granos. Una vez que tu problema de acné llega a esta etapa, es prácticamente seguro que vas a necesitar atención médica, porque sin ella, las cicatrices (que pueden ser de leves a graves) inevitablemente quedarán.

Acné fulminans

Etimológicamente es muy parecido al acné conglobata, con la excepción de que la aparición del acné fulminans es por lo general repentina. En este caso en particular, que también es más común en hombres que en mujeres, es incluso posible que los músculos y las articulaciones se sientan adoloridos al mismo tiempo que se manifiesta el acné.

Hablando en forma general, la atención médica es necesaria una vez que el acné llega a este nivel, y el tratamiento más común es el medicamento Accutane.

Esta es una medicina muy efectiva que se usa extensamente en el tratamiento del acné, pero tiene unos efectos secundarios de los cuales tienes que estar consciente. Ante todo las mujeres embarazadas tienen que ser muy cuidadosas cuando toman Accunate (Isotretinoin), el cual es un derivado natural de la vitamina A que está presente en el flujo sanguíneo.

Más adelante le echaremos un vistazo a Accutane, su eficacia y los efectos secundarios en forma más detallada.

Pioderma facial

Esta es una afección que por lo general se observa en mujeres entre 20 y 40 años de edad, y puede ser bastante grave. Usualmente implica la presencia de nódulos dolorosos, llagas y pústulas que indudablemente terminarán en una cicatriz en el futuro si no se tratan de la manera correcta. Las buenas noticias, sin embargo, son que esta afección pocas veces dura más de un año.

3
¿Qué y por qué?

El acné se produce cuando el folículo del vello en la parte superior del tronco y la cabeza se obstruye, al mismo tiempo que produce un exceso de grasa en las glándulas sebáceas.

La obstrucción comúnmente se produce por la combinación de células muertas de piel que no han sido eliminadas eficientemente y suciedad. Esto, combinado con la grasa, obstruye el poro (la apertura del folículo del vello) en la superficie de la piel, y luego las bacterias atacan la masa de grasa atrapada, formando un bulto que eventualmente hará que el poro se bloquee. Esto es conocido como comedón (un punto negro, que es la lesión más relacionada al acné, es un micro comedón).

Si la obstrucción se mantiene debajo de la piel, los resultados son un punto blanco, mientras que si sale a la superficie, causa un punto negro.

Como la mayoría de las personas sabrán, la etapa más común en la vida de una persona en la que el acné atacará es en la adolescencia, cuando el inicio de la pubertad desemboca a una sobre producción de grasa de las glándulas sebáceas, junto con una producción hiperactiva de células de la piel. Sin embargo, el acné puede ser producto de la menstruación o del inicio de la menopausia en la mujer.

Aun así, a pesar de que todos los adolescentes pasan por esta etapa en sus vidas, no todos van a desarrollar acné. Una de las principales razones por las que el acné ataca a ciertas personas y no a otras se cree que sea porque es hereditario.

Si tus padres o sus padres padecieron de acné, entonces las probabilidades de que tú lo vayas a padecer son muy altas, y no hay mucho que puedas hacer al respecto. Sin embargo hay muchas cosas que puedes hacer para aminorar los efectos adversos del acné, y posiblemente eliminar el problema del acné por completo. Esto definitivamente lo deberías intentar antes de recurrir a medicamentos como Accutane, que deben ser el último recurso, simplemente porque son naturales y no tienen efectos secundarios desagradables o perjudiciales.

4
¿Qué te está diciendo tu acné?

Por más loco que suene, algunos expertos te dirán que tu acné es algo bueno, y visto de cierta manera o de un ángulo en particular, puede que tengan razón.

El acné te está diciendo que tu cuerpo tiene un desequilibrio hormonal que necesita ser atendido, y si no es tratado, podría desencadenar otros problemas que más adelante padecerás. Por ejemplo, el desequilibrio puede causar una caída prematura del cabello e incluso problemas en la próstata, esta última puede ser una afección muy grave.

Durante toda tu vida las glándulas de tu cuerpo producirán una cantidad enorme de diferentes hormonas, cada una de ellas con una función específica en tu cuerpo. Algunas veces esta función tiene que realizarse, mientras que otras veces no es tan importante, por lo tanto las hormonas que se produjeron para esta función que no era tan importante en realidad no se van a necesitar.

Se origina entonces un excedente de hormonas que tu cuerpo produjo "por si acaso" algo sucedía, lo cual no pasó.

Si, por otro lado, las hormonas son "usadas" o "gastadas", así dejen un residuo, ese residuo tiene que ser retirado del cuerpo porque si no se vuelve tóxico. Bajo circunstancias normales el hígado es capaz de lidiar con estos excedentes de hormonas y el residuo que quedó de aquellas que fueron usadas o gastadas.

Cuando el cuerpo está bajo tensión o tiene que trabajar extremadamente duro, el hígado no es capaz de hacerle frente eficazmente al excedente de hormonas y a sus residuos, y es por esto que el acné tiende a aparecer en determinados momentos. Por ejemplo, la adolescencia es el momento en que el cuerpo disfruta de su máximo crecimiento, así que el hígado está demasiado "ocupado" haciendo otras cosas como para ocuparse del exceso de hormonas que están siendo producidas, y sucede lo mismo con las mujeres durante el periodo menstrual o la menopausia.

Sucede una historia similar con las grasas "malas" y aceites que la mayoría de las personas ingiere como parte de su dieta diaria (esto lo discutiremos más detalladamente en otro capítulo).

En los momentos en los que el cuerpo está bajo mucha tensión, el hígado sencillamente no es capaz de procesar y metabolizar todas las grasas y aceites que ingerimos, y estos son un factor que contribuye a la cadena que causa el acné.

Por supuesto, si este desorden hormonal fuera la única causa del acné, entonces todos sufrirían acné, y claramente este no es el caso, así que algo más tiene que estar sucediendo.

Aquí es donde entran en juego los factores hereditarios y una dieta pobre o desequilibrada. Como ya se dijo, si tus padres padecieron acné, tienes una gran probabilidad de que también lo sufras, y desafortunadamente es un hecho de tu vida que tendrás que aceptar.

Solucionar el problema de tener una dieta que alienta o ayuda a que tu acné se desarrolle y se potencie es, por lo tanto, algo que está en tus manos y bajo tu control, como lo descubrirás dentro de poco.

Antes de enfocarse en la dieta, sin embargo, veamos a algunos de los consejos y sugerencias más importantes para evitar el acné.

5

Consejos sencillos para disminuir el acné

Hay unas pocas cosas que puedes hacer diariamente que te ayudarán a evitar o por lo menos a disminuir la gravedad de tu acné.

Aquí hay una lista corta de sugerencias para reducir el acné de tu cuerpo:

* Para limpiar tu piel debes usar únicamente una solución libre de químicos, y sólo esto debes usar para limpiarla cada día. Haciéndolo exactamente de esta manera puedes evitar la aparición de nuevas lesiones en la piel y manchas. De hecho, limpiar profunda pero suavemente tu piel de esta manera es una de las cosas más efectivas que puedes realizar para lograr tener una

apariencia saludable y libre de acné.

* Has todo lo posible para evitar que tus manos o tu cabello estén en contacto con las zonas que están afectadas por el acné. Ambos pueden contaminarse con suciedad y grasas que hacen que tus poros se obstruyan e incentiva la bacteria que causa que el acné se desarrolle y crezca.

* ¡No te rasques o hurgues el acné! Eso hará que se contaminen con suciedad y grasa las heridas que irritaste o que dejaste abiertas al tocar tus granos, y causará lesiones más profundas (y a menudo más dolorosas), las cuales lo más probable es que te dejen una cicatriz. No caigas en la tentación de apretarte los puntos negros o blancos que se han formado como resultado de acné, por exactamente las mismas razones.

* Cambia tu ropa de cama, especialmente las fundas de las almohadas, diariamente. Cada mañana quedará en tus fundas y sábanas un residuo de suciedad y bacterias, y si no las cambias, corres el riesgo de que se vuelvan a pasar a tu piel, obstruyendo tus poros durante el proceso.

* Evita el uso del maquillaje mientras padezcas de acné. La mayoría del maquillaje comercial se produce usando gran cantidad de ceras y aceites, y estos naturalmente obstruirán los poros de tu piel, empeorando considerablemente tu acné. Además el maquillaje puede contener una sustancia química conocida como

peróxido de benzoilo, y este es un producto que puede irritarte aún más la piel (aunque curiosamente también se utiliza en muchos tratamientos comerciales para el acné). El uso del maquillaje mientras se sufre de acné es buscarse problemas, así que no lo hagas.

6
Cambia tu dieta

Una de las primeras cosas que deberías tomar en cuenta a la hora de intentar disminuir o deshacerte de tu acné, es tu dieta, los alimentos que comes y tomas diariamente.

Como dice el dicho, eres lo que comes, así que si tu dieta es pobre, no puedes pretender tampoco estar completamente sano. Tu problema de acné indudablemente no mejoraría con una dieta que se centra en el consumo de los alimentos y los líquidos equivocados.

Esta es una lista de consideraciones dietéticas que te pueden ayudar a mitigar tus problemas de acné de una manera natural y saludable:

* Bebe mucha agua: el agua es esencial para una piel saludable, flexible y de apariencia juvenil, y por mucho tiempo se le ha conocido como uno de los tratamientos más efectivos para cualquier condición adversa de la piel. Esto es en parte por su naturaleza ligeramente alcalina (pH 7.3) y también por el hecho de que previene naturalmente la deshidratación, la cual puede ser una causa para que las glándulas sebáceas tengan una sobre producción de grasa y sebo. Fundamentalmente tu piel necesita suficiente agua para funcionar de la manera más eficiente, y por esta razón la mayoría de los dermatólogos y otros especialistas del cuidado de la piel recomiendan ingerir un mínimo de seis a ocho vasos de agua diariamente.

* Elimina las grasas malas: todos saben que la dieta occidental promedio es demasiado rica en todo tipo de grasas y aceites perjudiciales para el organismo. Con el consumo frecuente de comidas rápidas y alimentos fritos, la dieta promedio que el adolescente moderno consume es una ayuda natural para cualquier problema de acné que pueda padecer.

Esto no quiere decir que todas las grasas son amigas del acné (como veremos más adelante), pero sí lo son aquellas que contienen ácidos grasos trans, tales como la leche y los productos lácteos, la manteca y la margarina. Además de esto, los aceites vegetales hidrogenados artificialmente (los cuales son los más frecuentemente usados en los alimentos fritos y en las comidas rápidas) deberían evitarse en la medida de lo posible.

Aunque consumir este tipo de grasas no necesariamente cause acné, no existe duda de que las grasas que contienen este tipo de alimentos tales como helados, queso, tocino y leche, hacen que la piel esté más propensa a tener problemas.

El punto es que los granos y las marcas de la piel son en parte causados por una dieta pobre y una higiene inadecuada, y tener una dieta rica en el tipo equivocado de grasa y azúcar es simplemente buscarse problemas.

* Aceites esenciales poli insaturados: se llama a estos aceites esenciales porque eso es exactamente lo que son – necesarios para una larga y saludable vida. Los dos aceites primarios que el hombre necesita son el Omega-6 y el Omega-3, y aunque en teoría el cuerpo humano es capaz de producirlos por sí mismo, es relativamente ineficiente haciéndolo.

Por esta razón necesitas consumirlos por medio de tu dieta, y en lo que respecta a la salud de tu piel, los aceites esenciales Omega-6 son los más importantes. El aceite de pescado y los suplementos alimenticios basados en aceite de pescado como el aceite de hígado de bacalao son la mejor fuente de aceites esenciales.

Aún en el caso de los aceites esenciales, sin embargo, la dieta occidental actual no es la ideal, sencillamente porque el balance entre el Omega-6 y el Omega-3 no es el adecuado. La mayoría de los expertos coinciden que a través del desarrollo humano, la proporción entre Omega-6 y 3 es aproximadamente 2:1.

Sin embargo, la proporción en el Reino Unido actualmente está cercano al 8:1, mientras que en los Estados Unidos es 10:1 y en Australia es aproximadamente 12:1. Los expertos no tienen cómo saber hasta qué punto estos desequilibrios serán más dañinos que beneficiosos, pero no hay duda de que en algún punto este asunto se manifestará por sí mismo.

Así que comer semanalmente un par de porciones de un pescado graso como el salmón te ayudará a disminuir los problemas relacionados con el acné, principalmente porque tanto los aceites esenciales Omega (presentes en el salmón y otros pescados) son conocidos por tener características anti inflamatorias.

Si esto no es posible, una dosis diaria de aceite de hígado de bacalao podría ser una alternativa perfecta.

* Vegetales crudos: una dieta amigable para la piel es aquella que hace hincapié en ingerir vegetales crudos o ligeramente cocidos, especialmente aquellos de la variedad de hojas verdes que son ricos en fibra, así como también en minerales esenciales. Deberías incluir

carbohidratos complejos tales como papas, pasta y pan integral porque estos le agregan fibra adicional a tu dieta, la cual es importante para mantener tu sistema limpio y libre de toxinas acumuladas.

Intenta ingerir tres comidas saludables diariamente y evita comer bocadillos (snacks), ya que estos inevitablemente contienen grasas y azúcares perjudiciales para tu sistema digestivo y todo tu cuerpo.

Los alimentos que son ricos en vitamina A, tales como el brócoli y el albaricoque te ayudarán a mantener el acné controlado, así como la carne roja magra y los granos enteros, porque son ricos en zinc. Sin embargo, no exageres con la vitamina A porque, como lo dijimos anteriormente, tu cuerpo se deshará de ella muy lentamente, y acumular mucho de ella en tu cuerpo también puede ser perjudicial.

7

Desintoxícate

Aunque no te guste, una dieta cargada de grasas no es saludable para tu salud en general y definitivamente no te ayudará a hacerle frente a tus problemas de acné.

Una dieta saludable y balanceada, rica en los alimentos que mencionamos anteriormente (especialmente los vegetales crudos) definitivamente te ayudará.

Cuando hagas el cambio, sin embargo, tienes que estar preparado para una reacción a la nueva dieta, a medida que tu organismo se acostumbra al nuevo régimen. Puedes notar que estás más irritable que de costumbre o que sufres de náuseas y jaqueca.

Esto es porque tu organismo se está limpiando a sí

mismo de todas las toxinas y otras sustancias dañinas que has acumulado como resultado de la mala dieta que tenías, pero una vez que hayas superado los primeros dos días, los malestares pronto desaparecerán.

Sin embargo, una vez que se haya limpiado tu organismo y hayas adoptado tu nueva dieta saludable, no solamente tus problemas de acné se van a reducir drásticamente, también notarás que tienes mucha más energía de la que antes tenías y también tendrás una mejora en tu claridad mental, de manera que además te conviertes en un individuo más productivo y eficiente.

Además, ingerir una dieta basada en vegetales crudos o ligeramente cocidos, así como suficiente pescado, ayuda a retardar el proceso de envejecimiento, y te debería llevar a una marcada mejoría en la calidad general de tu piel y de tu vida en general.

Y hacer esto solamente requiere un simple cambio en la dieta, ¿y qué podría ser más natural que eso?

8
La teoría de la vitamina B5

No hay duda que algunas vitaminas, minerales y suplementos dietéticos te pueden ayudar en tu lucha contra el acné, aunque es poco probable que te permitan "curarlo" por completo.

Por ejemplo, como mencionamos con anterioridad, la vitamina A y el zinc parecen tener un efecto positivo.

Existen algunas teorías que dicen que el acné es el resultado de una deficiencia de vitamina B5, basadas en la teoría de que tu cuerpo la necesita para ayudar a metabolizar las grasas dañinas de tu dieta.

Quienes apoyan esta teoría recomiendan que para metabolizar las grasas apropiadamente, tu cuerpo necesita Coenzima-A, la cual es también necesaria para la síntesis de las hormonas. La Coenzima-A se produce en tu organismo a partir de una combinación de cisteína, trifosfato de adenosina y vitamina B5 o ácido pantotético, como también se le conoce.

De estas tres, de la que más comúnmente carece el organismo es la vitamina B5, y de esto se desprende que tu cuerpo no pueda producir la suficiente Coenzima-A para que satisfaga todas sus necesidades.

En este caso la metabolización de las grasas tiene prioridad sobre la síntesis de las hormonas, y es por esto que muchas hormonas se quedan sin sintetizar. Por lo tanto existe una necesidad (de acuerdo a esta teoría) de ingerir más vitamina B5 para corregir el equilibrio.

El problema con esta teoría es que la mayoría de los que la defienden recomiendan dosis extremadamente altas de B5 para que el plan sea efectivo, consumiendo entre 10 y 20 gramos diarios (nótese que son gramos y no miligramos), como dosis recomendada. Existen muchos estudios que dicen que si se consume en esas dosis recomendadas, la B5 es en realidad más dañina que beneficiosa.

Por ejemplo, muchos estudios (aunque no científicos) indican que dosis excesivas de B5 pueden producir fatiga crónica, dolores de cabeza constantes y la incapacidad del organismo de sanarse a sí mismo normalmente.

Los defensores de esta teoría argumentan que, ya que la B5 es una vitamina soluble en agua, cualquier excedente que no haya sido utilizado será expulsado por el cuerpo, por lo que su consumo no implica ningún riesgo. Aunque esto puede ser correcto hasta cierto punto, el hecho es que las dosis recomendadas por los defensores de la teoría de la B5 son demasiado altas para que esto vaya a suceder en la realidad.

Tu organismo sencillamente no tiene la capacidad de procesar tan rápidamente cantidades tan grandes de cualquier vitamina, por lo tanto la B5 va a mantenerse en tu cuerpo lo suficiente para causar los problemas que más comúnmente se relacionan con ella.

Pero aún más importante es entender que todo lo que sucede dentro de tu cuerpo se trata de mantener un equilibrio saludable, y que entre más equilibrado esté tu organismo, más sano estarás.

Por ejemplo, tu cuerpo necesita calcio y fósforo para mantenerse saludable, pero necesita que esté equilibrado uno con el otro. Si no los tienes equilibrados es lo mismo que si no los tuvieras del todo.

Demasiado fósforo, por ejemplo, y tu cuerpo comenzará a deshacerse del calcio de tus huesos como una manera de complementar la existencia de calcio para mantener el equilibrio entre ambos. Esto obviamente debilitará tus huesos, haciéndolos más susceptibles a daños y fracturas.

Sucede lo mismo con la vitamina B5. Si intentas consumir niveles excesivamente altos de cualquier vitamina B, tu organismo reaccionará intentando compensarlo tomando las demás vitaminas B de tu cuerpo, para mantener el equilibrio adecuado.

Así que, por ejemplo, tu cuerpo absorbe vitaminas B3 y B6 de donde las pueda encontrar, y como estas son vitaminas claves para controlar y regular los niveles de energía en tu cuerpo, vas a tener la sensación de estar siempre cansado. Por lo tanto parece ser que la teoría de la vitamina B5 sencillamente no es acertada, y consumir vitamina B5 en las cantidades que recomiendan sus defensores es probable que sea más dañino que beneficioso.

9
Acné y zinc

Sugerí antes que el zinc es efectivo para luchar contra los peores efectos del acné, y eso es completamente verdadero. Sin embargo esa no es toda la historia, y hay cosas que tienes que tomar en cuenta.

El zinc es muy importante en tu cuerpo porque tiene un papel importante en más de 300 reacciones enzimáticas que se llevan a cabo de manera natural.

También es importante para el funcionamiento eficiente de tu sistema inmunológico, porque sin las cantidades correctas de zinc en tu organismo muchas cosas pueden empezar a funcionar mal. Por ejemplo, tu conteo de células blancas puede reducirse drásticamente y la producción de lo que se conoce como células T también disminuye alarmantemente.

Estos dos hechos dañan el sistema inmunológico de tu organismo, reduciendo gravemente tu capacidad de enfrentar las enfermedades. Es por eso que el zinc puede ser usado eficientemente para disminuir la duración y la gravedad de muchas enfermedades comunes, incluyendo el resfriado común, así como del acné.

En el mundo ideal, todo el zinc que necesitas lo obtendrías de tu dieta habitual de alimentos evidentemente ricos en zinc como el pescado, carnes rojas, legumbres, yemas de huevos, productos de soya y granos enteros.

Sin embargo, los métodos modernos de cultivo han logrado disminuir dramáticamente la cantidad de zinc que se puede encontrar hoy en día en la mayoría de estos productos.

El zinc es un mineral que proviene del suelo y por lo tanto, para que el zinc se encuentre presente en tus alimentos, tiene que haber estado presente en el suelo donde se cultivó ese alimento (o en el caso de los huevos y la carne, en los productos con que alimentaron a las gallinas o el ganado).

Los métodos modernos de cultivo, o dicho correctamente, el hecho de que la mayoría de la tierra ha sido sobreexplotada hoy en día, significa que este no es el caso, así que cada vez es menos probable que puedas obtener de tu dieta diaria todo el zinc que necesitas para que te ayude a luchar contra el acné.

Sin embargo, no deberías dejar de intentar obtener zinc como parte de tu dieta anti-acné, ya que este es una de las herramientas más eficientes en contra de las impurezas, y complementar tu dieta con zinc adicional es además bastante barato.

De acuerdo con la mayoría de los expertos los dos tipos de suplementos de zinc que parecen ser los más eficientes en la batalla contra el acné son el gluconato de zinc y la monometionina de zinc (algunas veces más conocida como Opti-zinc).

De estas, se recomienda más la segunda sobre la primera, ya que parece ser la clase de zinc más eficiente cuando se trata de fortalecer tu sistema inmunológico de la manera en que se necesita, y es para que te ayude en tu batalla.

También deberías saber que existen elementos que inhiben el zinc, los cuales pueden disminuir drásticamente la eficacia del zinc que ingieres.

Por ejemplo, el zinc y el cobre pelearán el uno contra el otro en tu organismo en la absorción de los alimentos en tu intestino, y el cobre casi siempre gana la batalla. Así que si hay un exceso de cobre en tu cuerpo, no importa cuánto zinc ingieras, simplemente no va servir.

Si bebes agua del tubo, la cual es distribuida por medio de cañerías de cobre, entonces habrá restos de cobre que llegarán a tu organismo por medio de cada vaso de agua que ingieras. De manera parecida, las pastillas para el control de la natalidad generalmente también son ricas en cobre, así que si las estás tomando es poco probable que el zinc te vaya a ayudar a combatir el acné, independientemente de cuánto consumas.

Por lo tanto, si estás complementando tu dieta con zinc y no estás viendo efectos beneficiosos, puede ser que el cobre esté ganando en tu organismo la batalla entre los dos minerales, así que deberías hacerte un examen para medir la toxicidad del cobre. El método más preciso para hacerlo es realizar una prueba de 24 horas del nivel de cobre en la orina, el cual puede ser realizado por tu médico.

Hacer una prueba de los niveles de cobre en tus glóbulos rojos también puede funcionar, pero un análisis de cobre en una muestra de cabello va a ser mucho menos confiable, por la probabilidad de contaminación externa.

Si puedes encontrar a alguien que sea experto en un examen relativamente desconocido de los músculos, llamado kinesiología, esta persona también puede medir los niveles excesivos de cobre. De hecho este particular método de medición es algo que puedes aprender a realizar tú mismo, con un poco de práctica, así que vale la pena encontrar a alguien que te pueda ayudar.

10

Tratamiento homeopático del acné

El concepto detrás de todos los tratamientos médicos homeopáticos es que ninguna afección se puede o debe ser vista en forma aislada, y que el sanar a alguien de lo que sea va a depender de atacar su fuente de origen. Todo se trata de curar a la persona enteramente, haciéndola sentirse bien en todos los sentidos, en vez de simplemente atacar solo una afección médica de la manera en que un médico normal lo haría.

Además, la mayoría de los métodos y tratamientos homeopáticos generalmente se basan en estimular al cuerpo para que se sane a sí mismo, en lugar de de usar métodos invasivos (tales como la cirugía) o medicinas y pociones agresivas.

Adoptar un enfoque homeopático en el tratamiento del acné es por lo tanto una opción sumamente segura y efectiva.

Es por esta razón que es fácil entender por qué se está dando un aumento en la popularidad de los tratamientos homeopáticos para el acné. Aunque este método para atacar el acné tiene diferentes niveles de éxito – funciona para algunas personas pero no para todas (generalmente para aquellas que se ven más gravemente afectadas) – su creciente popularidad se debe en su mayoría al hecho que hay pocos o del todo ningún efecto secundario.

Usar los métodos homeopáticos para curar el acné no va a general resultados más rápidos que si los usaras para cualquier otra afección médica. La homeopatía es un estilo de tratamiento que se toma su tiempo en funcionar y no hay manera de obviar este hecho.

Sin embargo, la ventaja de la homeopatía es que enfoca todos los problemas médicos como síntomas en vez de causas en sí mismas, y por lo tanto toma en cuenta todos los aspectos de la salud de individuo y su bienestar general antes de llegar a conclusiones apresuradas. Esto es tan ciento en el tratamiento homeopático para el acné como lo es para cualquier otra afección, ya que el tratamiento para el acné usando métodos homeopáticos se enfoca principalmente en la causa de la afección más que en intentar tratar el problema a nivel de la piel.

Esta es la razón por la que es probable que un buen homeópata pueda parecer preocupado por otros aspectos de tu vida que aparentemente no tienen ninguna relación con tu acné. Por ejemplo, pueden preguntarte si el estrés es algo rutinario en tu vida, y por supuesto, como ya determinamos, la historia familiar es un factor importante que contribuye, así que es muy probable que también te pregunten acerca de ella.

Probablemente quieran saber todo acerca de tu vida en general y el ambiente en el cual trabajas, vives o estudias, antes de decidir cuál es el mejor tratamiento para ti.

Puede que te receten algunas clases de medicina homeopática de compuestos de origen natural, tales como:

* Grafito
* Silicea
* Hepar sulfuricum
* Caléndula
* Kali brichomicum
* Azufre

Un punto que frecuentemente verás que mencionan las compañías que fabrican las drogas y medicinas convencionales es que las medicinas homeopáticas de compuestos de origen natural tales como estos por lo general no han sido sometidas a unas exhaustivas pruebas clínicas y científicas. Aunque esto es en gran medida cierto, también es cierto que algunas "curas" homeopáticas parecen tener efectos beneficiosos en muchas personas que padecen de acné, sin los efectos secundarios negativos que producen las medicinas convencionales.

La homeopatía trata el acné como un signo externo o una manifestación de que hay un problema más profundo, el cual hay que corregir. Por esta razón nunca verás a un homeópata que recete ungüentos o cremas, porque esto solamente ataca el problema al nivel más superficial, lo cual definitivamente no es de lo que se trata la homeopatía.

El secreto de la homeopatía es que adopta un enfoque holístico, y ve a la persona entera (el paciente) tanto interna como externamente cuando están buscando una cura o el tratamiento más apropiado para cualquier afección que tengas. Se trata de descubrir la causa de tus problemas en vez de buscar solamente en la superficie. Es por esto que es muy poco probable que un homeópata vaya a tratar lo que, para ti, es una afección debilitante y causante de cicatrices (tanto físicas como mentales) como simplemente un caso de unos pocos granos.

Así que aprovechar los servicios de un homeópata es una opción grandiosa para tratar tu acné, aunque deberías aceptar que no va a ser exitoso en todos los casos. Aun así, como la homeopatía se enfoca en atacar la causa de tu acné, es muy poco probable que te vaya a causar algún daño y posiblemente no vayas a tener del todo ningún efecto secundario desagradable.

11

Ayurveda y acné

La ayurveda es una antigua ciencia médica hindú que se enfoca en explicar cientos de diferentes enfermedades junto con sus síntomas y soluciones, basada en lo que se conoce como la Teoría de Dosha.

También hace énfasis en la importancia de la "imagen de bienestar" general, y de hacer cambios en el estilo de vida en respuesta a las enfermedades y dolencias.

El acné es definido como un "Youvana pitikas" en la terminología de la medicina ayurvédica, la cual literalmente se traduce como "brotes de juventud." Y mientras la ayurveda tiene una teoría de por qué aparece el acné, la cual está relacionada con la juventud del doliente, nos preocupa más la solución o la cura que lo puedan remediar, más que las razones que los seguidores de la ayurveda piensan que originan el acné.

El hecho es que la medicina ayurvédica sugiere que una piel saludable y fuerte no solamente protege tu cuerpo, sino que también lo embellece, y con el propósito de mantener la piel fuerte y saludable es que la ayurveda sugiere varias soluciones para el acné. Algunas de estas son herbarias, mientras que otras están relacionadas a aspectos específicos de la dieta que se cree que contribuyen a la causa del acné.

Por ejemplo, se cree que una combinación de extractos de las siguientes plantas creará un tratamiento altamente efectivo para el acné y otras afecciones que podrían estar relacionadas con él:

* Ikshu (Saccharum Officiarum)
* Guduchi (Tinospora cordifolia)
* Haritaki (Terminalia chebula)
* Lajjalu (Mimosa púdica)
* Gokshura (Tribulos terrestres L)
* Kumari (Aloe Vera)
* Amalaki (Emblica officinalis)

Y cuando se trate de consideraciones dietéticas se cree que también se deberían seguir los siguientes lineamientos:

* Evitar consumir lo que la Ayurveda considera "alimentos opuestos" en la misma comida. Por ejemplo,

el pescado y la leche son considerados "alimentos opuestos", así como el cerdo y la miel, y la leche y los bananos.
* Evitar hacer un ejercicio arduo seguido de una comida pesada, también alimentos pesados que puedan causar una indigestión.
* El consumo excesivo de alimentos ácidos y salados, además de aquellos que son relativamente difíciles de digerir como el rábano o el ajonjolí, tampoco es beneficioso para tu acné, de acuerdo con la Ayurveda.

Además, los seguidores de la medicina ayurvédica creen que se pueden dar unos pasos adicionales para reducir la gravedad de los "brotes de juventud". Estos pasos incluyen:

* Masajear regularmente la cara usando aceites a base de hierbas que contengan Aloe Vera y gokshura.
* Hacer una compresa facial que contenga otras hierbas beneficiosas y aplicarla en la cara inmediatamente después de cada masaje.

Los seguidores de la Ayurveda afirman que seguir el régimen del masaje y después una compresa facial durante siete días logrará que tu piel se deshaga de los granos, pústulas y heridas que son propias del acné, y también elimina los círculos negros alrededor de los ojos.

La creencia final de aquellos que siguen la Ayurveda y que puedes usar para eliminar tu acné se basa en el hecho que ellos creen que tus emociones también juegan un papel importante en tu problema de acné. Así que es recomendable que aprendas a controlar tus emociones y sentimientos por medio de la meditación y el yoga.

12

Medicina china para el acné

Antes de ver la manera específica en que la medicina china tradicional enfoca el acné, probablemente vale la pena ver un poco más en detalle la medicina china y las teorías detrás de ella.

Hacer esto te va a permitir entender mejor exactamente de dónde proviene la manera en que la medicina china trata el acné.

Lo primero que tienes que entender acerca de la medicina tradicional china es que se enfoca principalmente en tratar o curar a los pacientes con hierbas medicinales y otras técnicas tales como la acupuntura.

La teoría es que hay dos fuerzas imprescindibles que afectan la salud y el bienestar de las personas, estas son el Yin (femenino) y el Yang (masculino). Con referencia a estos dos puntos de enfoque, todas las enfermedades, malestares y dolencias se consideran una manifestación externa de un desequilibrio poco sano entre las dos fuerzas.

Por lo tanto, el trabajo de un doctor que practique la medicina tradicional china será restablecer el balance por medio de medicinas que provienen de diferentes hierbas tradicionales y materia vegetal.

Quienes practican la medicina tradicional china además creen que existe lo que ellos llaman las "seis fuerzas externas del medio ambiente" y que un desequilibrio entre ellas causa la mayoría de las enfermedades y males, entre ellos el acné. Las seis fuerzas del medio ambiente son:

* El calor y el calor del verano
* El viento
* El frío
* La sequedad
* El fuego
* La humedad

Se sugiere que un desequilibrio entre estas seis fuerzas es lo que causa el acné, y diferentes hierbas medicinales se recomiendan para los diferentes tipos de desequilibrio.

Estas hierbas que se usan en la medicina tradicional china se dividen en cuatro "grupos" de hierbas, cada uno de los cuales se cree que tiene un beneficio corporal específico. Los beneficios particulares de cada uno de estos cuatro "grupos" de hierbas son:

* Complementan la fuerza o el fortalecimiento del cuerpo
* Consolidan o redistribuyen el qi (vitalidad y energía) así como los líquidos vitales tales como la sangre en el cuerpo
* Disipa o pone a circular el qi y los fluidos para disminuir la acumulación de calor, frío o humedad de varios de los órganos del cuerpo
* Purga los desechos dañinos del cuerpo para aliviar afecciones causadas por la congestión en el cuerpo o algún exceso, y algunas veces también para eliminar toxinas

Con respecto al acné, la medicina china por lo general considera que es el resultado de la fuerza ambiental del fuego, y un exceso de ella en el interior del cuerpo de la persona que padece acné.

En otras palabras, se cree que demasiado calor en diferentes partes del cuerpo es directamente responsable por el brote del acné. Así que se hacen unas pociones con las hierbas que pueden disipar lo que se considera que es un aumento poco saludable del calor interior, al mismo tiempo que expulsan las toxinas del organismo, y se le dan a los que padecen acné.

Siguiendo un poco más allá con la idea que el acné es causado por el calor dentro del cuerpo, los herbalistas chinos sugieren que hay dos partes del cuerpo donde se crea el calor que produce el acné. Estos son:

* Calor entre los pulmones
Calor que surge del estómago y del intestino grueso (conocido como el Yang Ming)
* Se cree que un exceso de calor en los pulmones empuja las toxinas de esa área del cuerpo hacia la superficie de la piel, y esta va acumulando toxinas que eventualmente causará el acné.

En forma alterna el segundo calor se acumula en el estómago e intestino, por causa de demasiada comida pesada, grasosa o muy condimentada. Nuevamente esto genera toxinas que se pasan a la superficie de la piel y el resultado directo es que se desarrolla el acné.

13
Recetas chinas de hierbas para el acné

Muchos doctores chinos tradicionales recomiendan las siguientes tres fórmulas para eliminar el acné. En los tres casos, mezcla los tres ingredientes y ponlos a hervir hasta que los tres se hayan cocido.

Extracto de hoja de níspero

15g de hoja de níspero
15g de raíz deshidratada de rehmannia
15g de raíz de scrophularia
9g de corteza de morera
9g de raíz de scutellaria

9g de raíz de coptis
9g de fruta de cabo de jazmín
9g de raíz de peonia roja
9g de corteza de peonia
9g de fruta de forsythia
9g de puntas de consuelda
9g de flores de flores de crisantemos blancos

Seis drogas con ingredientes adicionales

15g de flor de madreselva
15g de flores de diente de león
15g de violeta china
15g de flores de crisantemos
15g de fruta de forsythia
15g de raíz deshidratada de rehmannia
9g de raíz de scutellaria
9g de corteza de peonia
9g de semillas de mandarina
9g de hojas de níspero
9g de raíz de platicodon
6g de raíz de regaliz
Mandarinas, naranjas y cártamo
9g de cáscara de mandarina
9g de tubérculo de pinellia
9g de poria
9d de cyperus
9g de bulbo de zhejiang fritillaria
9g de semillas de naranja
9g de cártamo
9g de raíz de salvia roja
9g de raíz de angélica china
9g de raíz de scutellaria

9g de fruta de forsythia
9d de hoja de níspero
6g de raíz de regaliz

14

Ajos, limones y papas

Aunque a algunas personas se les dificulte creerlo, existen muchos productos de consumo diario que te pueden ayudar con tu acné, además de aquellos que hayas incluido en una nueva dieta saludable. Por ejemplo, uno de los mejores remedios caseros que puedes usar para combatir el acné es el ajo fresco. Todo lo que hay que hacer es frotarlo cuatro veces al día en las áreas de tu piel que estén más afectadas por el acné. Por supuesto que no te va a hacer oler muy bien, pero es muy poco probable que vayas a salir si tienes esencia de ajo en tu cara, ¿o sí?

Sin embargo, si haces esto diariamente por un par de semanas, es muy probable que veas una mejora significativa en la gravedad del acné que padeces.

De una manera similar, una mezcla de jugo de limón y agua de rosas puede ser muy efectiva. Mezcla partes iguales de los dos ingredientes y aplica la mezcla en las áreas afectadas. Deja reposar la mezcla por alrededor de media hora y después sencillamente enjuágatela con agua tibia. Hazlo un par de veces al día por dos semanas aproximadamente, y vas a empezar a notar que tu acné empieza a desaparecer considerablemente.

También puedes intentar usar el jugo de limón solo para combatir el acné de una manera un poco diferente. Toma el jugo de limón (o naranja) recién exprimido y aplícalo con un algodón en las áreas afectadas. Déjalo en tu cara por unos 20 a 30 minutos y después enjuágate la cara con agua tibia.

En todos estos ejemplos las vitaminas de los alimentos que estás aplicando a las áreas afectadas por el acné son beneficiosas para tu piel. También secan la piel, lo cual ayuda a remover el sebo que forma los puntos blancos, puntos negros y las lesiones que son la pesadilla para cualquier persona que padezca acné.

Aunque no lo creas, inclusive la humilde papa te puede ayudar a mantener controlado tu problema de acné. Corta a la mitad una papa cruda y aplica la parte plana, la que cortaste, sobre tu piel. La papa es rica en vitaminas, y estas ayudan a mejorar la condición general de tu piel. Además, la naturaleza alcalina de las papas ayuda a descomponer la bacteria que se ha congregado en tus poros, por lo tanto es poco probable que más adelante se formen nuevas manchas de acné.

15

Las hierbas medicinales que te puedes aplicar

No todas las hierbas medicinales se pueden consumir, pero todas las hierbas chinas que vimos anteriormente sí. Otra hierba que se puede consumir es una que puede ayudar a anticiparse a la inflamación que más comúnmente se asocia con el acné. Está hecha de proporciones iguales de extractos de hierbas tomados de la zarzaparrilla, azota lenguas, lengua de vaca y raíz de bardana.

Se piensa que estas hierbas son un poderoso agente que limpia la sangre y el sistema linfático, y que media cucharadita tres veces al día de esta mezcla debería tener un efecto beneficioso, especialmente cuando se le combina con una dieta saludable como la que vimos en el capítulo anterior.

Otros tratamientos naturales a base de hierbas pueden ser usados como cremas y pociones que se aplican en las áreas afectadas de la piel, como una manera de reducir la inflamación causada por el acné.

Esta es una táctica particularmente efectiva cuando se combina con la aplicación de antemano de una compresa con agua tibia, ya que sirve para abrir los poros de la piel, lo que le da al remedio una mejor oportunidad poner a trabajar sus poderes curativos en el área afectada de la piel.

Ya sugerimos que el ajo, el jugo de limón y las papas aplicadas en la piel pueden ayudar a disminuir los peores efectos del acné. Ahora bien, existen otras medicinas menos conocidas para el acné a base de hierbas, pero su eficacia varía entre las personas y sus resultados van a depender de la extensión de la gravedad del acné que esté padeciendo la persona.

Entre peor sea el caso, más draconiano y agresivo debe ser el método que se vaya a adoptar. El uso de hierbas medicinales no se puede describir como agresivo, así que aunque todas valen la pena el intento (no tienes nada que perder, después de todo no tienen efectos secundarios), no hay garantía de que vayan a funcionar en cualquier caso en específico.

La raíz del trébol rojo se puede aplicar a las zonas infectadas de la piel porque tiene ciertas propiedades de esteroides, lo que significa que es muy efectiva para reducir la hinchazón y la inflamación. Así también la raíz de phylolacca y la echinacea son buscadas por sus características anti inflamatorias, y la papaya cruda como la menta fresca son igualmente provechosas.

Todos estos son antídotos efectivos contra la inflamación e hinchazón causadas por el acné.

Otra combinación de hierbas que se pueden aplicar externamente en las áreas afectadas luego de ponerse una compresa de agua tibia, y que son conocidas por funcionarle a algunas personas son:

- Cáscaras picadas de naranja en agua
- Nuez moscada en polvo con leche fresca (sin hervir)
- Jengibre picado con leche
- Jugo de limón con canela
- Hojas de nim hervidas
- Sal y vinagre
- Pasta de cúrcuma y vinagre

Hierbas como la manzanilla, bergamota, enebro, raíz de diente de león y olmo escocés son conocidas por tener también excelentes características astringentes.

Esto quiere decir que se pueden aplicar en la piel con un poco de agua para limpiarla profundamente, y por lo tanto reducir la suciedad y toxicidad de la superficie, lo que a cambio eventualmente mejorará la condición general de quienes tienen problemas en la piel.

Pasta de "te" de hierbas

Combina los siguientes ingredientes hasta formar una pasta y aplícala en las áreas afectadas de la piel:

- 2 partes de raíz de diente de león
- 2 partes de trébol rojo
- 1 parte de hoja de alfalfa
- 1 parte de raíz de equinácea
- ½ parte de pimiento

Se sabe que hace maravillas en algunas personas, así que inténtalo, porque no vas a perder nada si lo haces – obviamente no tiene efectos secundarios- y todo es una ganancia potencial.

16

Té verde y acné

En todo el mundo el consumo de té verde está superado solamente por el del agua, y en los últimos años se han hecho más conocidos los beneficios de consumirlo, en parte como resultado directo del aumento en su popularidad.

Algunas de las características más prominentes del té verde lo hace una fuente ideal en tu lucha contra los peores estragos de tu acné.

Originario de China (donde el gran tamaño de su población es una de las razones de su popularidad) el té verde tiene altos niveles de antioxidantes, y estos son conocidos por su capacidad de evitar enfermedades y mantener sana la estructura celular del organismo.

Las investigaciones también han demostrado que los antioxidantes son una protección efectiva contra el cáncer, así como para reducir el riesgo de enfermedades cardiacas y ataques. En algunos casos se sabe que reducen los niveles del colesterol "malo" en la sangre en los individuos examinados.

Sin embargo, en los últimos años se ha hecho evidente que las características antioxidantes del té verde también pueden ayudar a prevenir o disminuir la gravedad del acné. Esto no es algo sorprendente ya que por largo tiempo se ha sospechado que poner una bolsa de té fría (o tibia) sobre el acné puede ayudar, ya que ayuda a sacar las toxinas de la piel, y por lo tanto promueve tiempos más cortos de sanación.

No obstante, investigaciones acerca del uso del té verde (del cual la mayoría de los nutrientes no se han eliminado) sugieren que se puede ir más allá de ponerte una bolsa de té en la cara. Esta investigación ha indicado que el té verde tiene la habilidad inherente de disminuir la hinchazón, enrojecimiento y la inflamación, combatir las bacterias y también puede evitar una actividad excesiva de las hormonas.

Estas son noticas alentadoras para quienes padecen acné, ya que todos esos síntomas están presentes en los casos más severos.

De acuerdo con los resultados de pruebas que fueron reportados a la Academia Estadounidense de Dermatología, cuando una crema contiene un 3% de extracto de té verde y se aplica en la piel, los resultados son directamente comparables con aquellos que usaron una crema de tratamiento comercial para el acné, que contenía un 4% de de peróxido de benzol. En estas pruebas (que se realizaron usando 100 participantes durante un periodo de doce semanas) la crema que se hizo usando extracto de té verde demostró el mismo nivel de eficacia como tratamiento para el acné del que tiene el peróxido de benzol, pero con menos efectos secundarios.

Mientras que el segundo es un componente común de muchas marcas líderes de productos para el acné, también se usa para la fabricación de llantas y en la producción de plásticos, así como es un componente de muchas marcas patentadas de cosméticos.

Sin embargo, el peróxido de benzol también es conocido por ser capaz de irritar la piel humana, los ojos y las vías respiratorias, y por esta razón aún está en la lista de la Administración de Salud y Seguridad Ocupacional en los Estados Unidos, con una advertencia acerca de los peligros de su uso o exposición prolongados.

Por supuesto, no existen tales preocupaciones si se usa el té verde, ya que es 100% natural y aún no se le conocen efectos secundarios.

De momento es de creencia general que la medicina occidental conoce solamente una pequeña parte de los beneficios médicos que el té verde puede ofrecer.

Sin embargo, una cosa es cierta, si quieres evitar la irritación, la piel seca y el enrojecimiento desagradable que a menudo se producen por productos comerciales usar para el acné basados en el peróxido de benzol, ahora existe una alternativa igual de eficiente pero más segura, una crema hecha con extracto de té verde.

17

Otros remedios a base de hierbas

Aceite del árbol de té

El aceite del árbol de té (el cual también se conoce como aceite de melaleuca) es originario de Australia y su apariencia puede ser desde completamente transparente hasta ligeramente teñida de oro. Es un aceite que parece tener muchas cualidades naturales para combatir el acné, y como es un producto completamente natural tampoco tiene efectos secundarios desagradables, es por eso que su popularidad está en aumento.

Extracto de raíz de regaliz

La raíz de regaliz y su extracto se han usado con fines médicos por miles de años, con registro de que es probable que su uso sea tan antiguo como el Imperio Romano. Aunque los registros indican que generalmente se usaba para el malestar estomacal (y aún sigue siendo su uso más común), también ha demostrado tener características y cualidades anti inflamatorias – de ahí su eficacia en el tratamiento de problemas de la piel como el acné.

Extracto de hoja de aceituna

Por el mismo estilo de la raíz de regaliz, la historia de las hojas de aceituna y el extracto de hojas de aceituna como sanadores también tienen una larga historia, en este caso se le puede seguir el rastro hasta los antiguos griegos. Desde esa época el extracto de hojas de aceituna se ha usado en muchos países y sociedades como una hierba medicinal, generalmente para evitar enfermedades tales como resfriados, fiebre e infecciones. Por lo general esto se conseguía por medio del consumo del té de hoja de aceituna, pero además el extracto de hoja de aceituna se ha usado de muchas maneras diferentes para contrarrestar los problemas de la piel, incluyendo el acné.

Extracto de aloe vera

El extracto de aloe vera es una alternativa ampliamente utilizada por los fabricantes de cremas comerciales para el acné, pues están basadas en químicos, pociones y ungüentos, y este extracto tiene la gran ventaja de que es más suave y menos agresivo, sin efectos secundarios. El extracto de aloe vera contiene agentes anti inflamatorios muy eficientes y también puede disminuir el tiempo de cicatrización que es resultado de las heridas y manchas relacionadas con el acné.

Hojas de fresa

De acuerdo con las escrituras de los antiguos egipcios, ellos usaban hojas húmedas de fresa en las áreas infectadas como una manera de tratar una amplia gama de problemas de la piel, incluyendo el acné.

Té de albahaca

Beber diariamente dos o tres tazas de té hecho con albahaca es un efectivo agente anti-bacterial, el cual mata desde el interior los gérmenes que son una de las causas del acné. También es efectivo contra otros tipos de bacterias, así que consumir una infusión de té de albahaca también es bueno para la salud general.

Sándalo

El sándalo ha sido por mucho tiempo conocido por sus propiedades para mejorar la piel, así que aplicarte aceite de sándalo en la piel afectada por el acné la puede devolver a su máximo nivel de salud y vitalidad.

Raíz de bardana

Aplastar la raíz de bardana y aplicarla en las áreas afectadas de la piel es una manera efectiva de tratar muchos problemas de la piel, y parece ser muy efectiva cuando se usa para combatir el acné.

18

Accutane

El Accutane es posiblemente la droga más efectiva contra el acné en el mercado, un arma muy potente en contra de cualquier acné que haya vencido a cualquier otro tipo de tratamiento.

Generalmente se receta en aquellos casos de acné moderado a severo, que no ha respondido a otros tratamientos, o acné que ha estado presente por varios años.

Mientras la mayoría de los fármacos que controlan el acné están basados en antibióticos, el Accutane se basa en un derivado natural de la vitamina A, la cual, como se mencionó anteriormente, es por sí misma eficaz contra el acné. A diferencia de la vitamina A, sin embargo, el cuerpo humano es capaz de deshacerse relativamente rápido del Accutane en la sangre (normalmente lo máximo que tarda son nueve días), por lo tanto no se acumula de la misma manera potencialmente peligrosa que la vitamina A.

Accutane es efectivo para "curar" alrededor de la mitad de las personas que lo toman, y por lo general estas personas no tendrán nada más que hacer con respecto a lo que se refiere a hacerle frente a sus problemas de acné.

Sin embargo, durante las primeras semanas del tratamiento con Accutane alrededor de uno de cada cinco pacientes notarán que su afección se empieza a deteriorar un poco, mientras que un pequeño número (alrededor de 0.2%) notarán que su afección empeora antes de que empiece a mejorar.

Después de eso el paciente "normal" necesita tratamiento por alrededor de cuatro a seis meses, mientras que un pequeño número necesitará repetir el tratamiento de nuevo después del periodo inicial.

Habiendo dicho esto, existen efectos secundarios que están relacionados con el Accutane, y la gravedad de ellos depende en gran medida de la cantidad de la dosis consumida. Son muy similares a los efectos secundarios que se sufrirían si hubieran grandes cantidades de vitamina A en el organismo, el más grave de ellos son los bebés que nacen con defectos porque sus madres tomaron Accutane durante el embarazo.

Definitivamente no se recomienda consumir Accutane durante este periodo.

Aparte de eso, como el Accutane trabaja secando temporalmente las glándulas sebáceas de la piel, la mayoría de los efectos secundarios más comunes están relacionados con la "sequedad". Por lo tanto los labios secos y partidos, piel seca y con comezón, la nariz seca acompañada de una secreción moderada, dolor muscular y de las articulaciones y sarpullidos son los efectos secundarios más frecuentes.

Sin embargo, la gravedad de los efectos secundarios está relacionada con la dosis de Accutane que se consuma y sea absorbida por el organismo, así que es normal que la dosis se reduzca si los efectos secundarios son demasiado severos.

También es oportuno mencionar que los efectos secundarios del Accutane son por mucho menos dañinos (a largo plazo) o desagradables que los efectos secundarios de los antibióticos, así que el Accutane es por lo general la droga de elección para el tratamiento del acné cuando los demás recursos han fallado.

Como ya se dijo anteriormente, el Accutane es una droga que se extrae de una fuente relativamente natural – en cualquier caso está presente en la sangre de casi todos los humanos —pero eso no quiere decir que la única manera de lidiar con el acné es de una manera natural.

19
Otros remedios comerciales naturales

No todos los productos para el tratamiento que están disponible en los comercios se basan en sustancias químicas potencialmente dañinas, como el peróxido de benzol, y como se mencionó cuando vimos el Accutane, algunos de los medicamentos más eficientes todavía se basan en ingredientes naturales.

Por ejemplo, tanto la Derma Cleanse como la Derma Pure son productos contra el acné ampliamente recomendados que son muy eficaces, y sin embargo están hechos a base de ingredientes naturales.

Como una observación general, entre más grave sea el brote del acné más difícil será lograr un cambio, y por lo tanto, bajo estas circunstancias es probable que algunas de las recetas de "curas caseras" puedan ser poco eficaces.

Esto puede significar que necesitas cambiar a las medicinas más fuertes, producidas comercialmente, para poder disminuir los efectos negativos de tu acné, especialmente si es probable que se produzcan cicatrices.

Esto es algo que sencillamente tienes que aceptar, pero no necesariamente significa que para buscar alivio tienes que acudir a medicamentos basados en químicos altamente agresivos.

Mientras sea posible el uso de productos que están hechos a base de ingredientes naturales es siempre el mejor recurso (para el tratamiento de cualquier afección médica, no solamente para el acné) porque prácticamente siempre los efectos secundarios por usar este tipo de tratamientos son reducidos o inexistentes.

Con los productos a base de ingredientes naturales sabes de antemano lo que estás adquiriendo y cuáles van a ser los efectos negativos (que en realidad no los hay).

Sin embargo, si usas productos a base de químicos no tienes una manera real de saber cuáles son los efectos secundarios y especialmente si es probable que uses el producto en cuestión por un largo periodo de tiempo, es algo que siempre tiene que ser la consideración principal.

Conclusión

Como sin duda comprendes ahora, asombrosamente hay una gran cantidad de maneras en que puedes combatir tu acné usando ingredientes y métodos naturales, e indudablemente en casos donde el problema del acné es relativamente leve, muchos de estos métodos son muy efectivos.

Como sugerí en varias ocasiones, es recomendable que comiences tu tratamiento con la clase más suave de tratamiento que puedas usar, esperando que será efectivo, antes de pasar a los tratamientos más agresivos (y potencialmente más dañinos). De esta manera se espera que puedas encontrar una manera de medicarte que sea inofensiva, suave y (sobre todo) natural, y que funcione para ti.

A pesar de lo que las grandes compañías farmacéuticas y médicas recomiendan regularmente, está bien claro que no todos los medicamentos a base de productos químicos son probados tan profunda o extensamente como debería ser. Por esta razón, a pesar de que los fabricantes dicen que son 100% seguros, hay una buena razón para sospechar que los efectos a largo plazo del uso de productos a base de químicos no sean tan conocidos como podrías pensar.

Después de todo, es lógico pensar que usar una droga a base de un químico como el peróxido de benzol, del cual ya sabes que tiene cantidades potencialmente dañinas, no puede ser algo bueno en el largo plazo. Cuando la Administración de Seguridad y Salud Ocupacional de los Estados Unidos lo clasifica como un tóxico potencialmente peligroso si estás expuesto a él por un largo periodo, entonces no es una buena idea ponerlo en tu piel diariamente, a pesar de que puede ser un antídoto contra los brotes de acné.

Usar productos a base de químicos también produce efectos secundarios desagradables, tales como piel extremadamente seca, inflamación, enrojecimiento, irritación y exfoliación excesiva de la piel.

Esto sucede porque la mayoría de los tratamientos químicos trabajan contrarrestando la producción de aceite de las glándulas sebáceas, por lo tanto secan la piel. Esto reduce la gravedad del acné en la piel, de eso no hay duda, pero estos efectos secundarios pueden ser tanto desagradables como dolorosos.

Por esta sencilla razón, el uso de productos naturales como primera opción siempre va a ser el mejor camino a seguir, y solamente después de haber probado todos los remedios a base de ingredientes naturales se puede intentar con los productos más agresivos a base de químicos.

De manera similar, no descartes o evites los remedios naturales basados en la homeopatía, la Ayurveda o en la medicina china simplemente porque pueden parecer un poco raros o desconocidos.

Por supuesto, van a parecer un poco extraños o extravagantes para nosotros en Occidente, pero los chinos y los indios han estado utilizando estos métodos y maneras de pensar por miles de años, y el hecho de que sean los dos países más poblados de mundo puede que te diga algo con respecto a la eficacia de sus costumbres médicas.

No importa qué tan extraño te pueda parecer, todas las formas naturales de tratamiento valen la pena intentarlas, ya que para muchas personas la homeopatía, la medicina china, el té verde y otros remedios naturales sí han funcionado. Así que hasta que no las hayas probado y puedas demostrar con hechos que no funcionan para ti, no te permitas prejuzgarlas.

El fondo de la cuestión es que usar tratamientos naturales para cualquier afección médica siempre va a ser una mejor opción que usar productos hechos a base de químicos, de los cuales en verdad no tienes idea acerca de sus efectos secundarios.

A lo mejor algunos de los ingredientes que he sugerido no te sean familiares. La mayoría de ellos sin embargo están disponibles en gran parte de los países occidentales, y muchos de los proveedores te los pueden enviar directamente hasta la puerta de tu casa si no los puedes encontrar en tu localidad. Todo lo que necesitas hacer es utilizar tu buscador favorito (Google, Yahoo!, etc.) para encontrarlos, así que no permitas que ese pequeño problema te desanime.

Como acabas de comprobar en este libro, existen muchos tratamientos naturales para el acné que puedes intentar, y te recomiendo que uses todos y cada uno de ellos, porque estoy seguro de que alguno te va a ayudar para solucionar tu problema de acné.

Todo lo que tienes que hacer es empezar hoy a tratar tu acné de una manera natural – y supongo que sabes dónde queda la cocina, así que hazlo ahora.

Estimado Lector

Nos interesan mucho tus comentarios y opiniones sobre esta obra. Por favor ayúdanos comentando sobre este libro. Puedes hacerlo dejando una reseña en la tienda donde lo has adquirido.

Puedes también escribirnos por correo electrónico a la dirección info@editorialimagen.com

Si deseas más libros como éste puedes visitar el sitio de **Editorialimagen.com** para ver los nuevos títulos disponibles y aprovechar los descuentos y precios especiales que publicamos cada semana.

Allí mismo puedes contactarnos directamente si tiene dudas, preguntas o cualquier sugerencia. ¡Esperamos saber de ti!

Más libros de interés

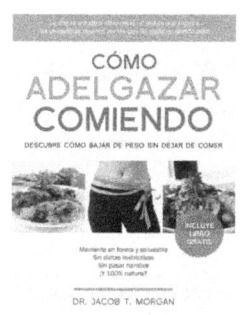

Cómo adelgazar comiendo – Descubre cómo bajar de peso sin dejar de comer

¡Ahora puedes comer para perder peso! Sin dietas restrictivas. Sin pasar hambre. Mantente en forma y saludable ¡Y 100% natural!

Si has estado tratando de adelgazar sin mucho éxito, tengo varias estrategias para compartir contigo las cuales te ayudarán a deshacerte de esos kilos de más, para siempre - sin pasar ni un solo día de hambre!

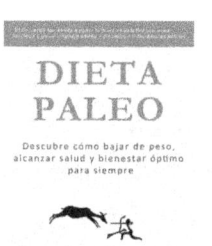

Dieta Paleo - Descubre cómo bajar de peso, alcanzar salud y bienestar óptimo para siempre

Editorial Imagen se complace en presentar este libro sobre la tan famosa y renombrada Dieta Paleolítica. El mismo no pretende ser otro libro más que presente la teoría de la dieta, sino al contrario, pretende ayudar al lector a experimentar por sí mismo los grandes beneficios de la misma.

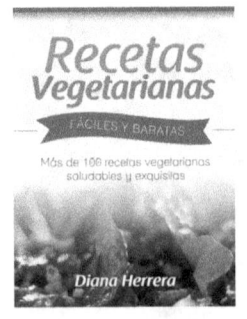

Recetas Vegetarianas Fáciles y Baratas - Más de 100 recetas vegetarianas saludables y exquisitas

Este recetario incluye más de 100 recetas para toda ocasión, y contiene una serie de platos sin carnes ni pescados, con una variedad de recetas de Verduras, Huevos, Queso, Arroz, Ensaladas, Aderezos, Mayonesas, Salsas, Pickles, Chutneys, Sándwiches y Aperitivos.

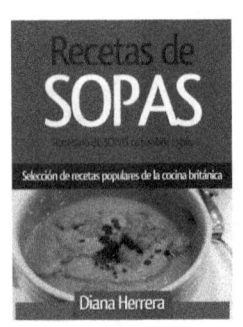

Recetario de SOPAS con sabor inglés - Selección de recetas populares de la cocina británica

Por diversas razones, la sopa es un plato ideal dentro de la dieta de una familia. Es un plato saturado de proteínas y nutrientes, es muy fácil de elaborar y además, apetece a cualquier hora del día.

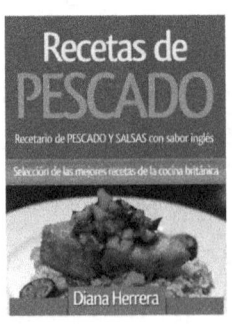

Recetario de PESCADO Y SALSAS con sabor inglés - Selección de las mejores recetas de la cocina británica

El pescado es fuente de ricos nutrientes y esencial en la alimentación para un cuerpo saludable.

En la dieta inglesa es muy importante el pescado, y en este libro te ofrecemos algunas recetas populares y a la vez muy fáciles, de la cocina británica. En este libro de recetas se presentan diferentes maneras de cocinar el pescado, como así también tartas de pescado y salsas para acompañar el pescado.

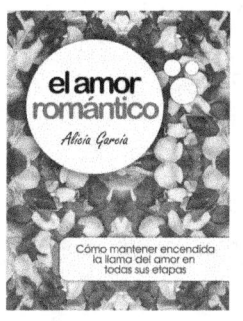

El amor romántico - Cómo Mantener Encendida la Llama del Amor en Todas sus Etapas.

¿Qué podemos hacer para mantener vivo el romance? Con tantos matrimonios que terminan en divorcio. ¿Cómo tenemos una relación satisfactoria que dure toda la vida? La autora responde éstas y otras preguntas a fin de edificar una base firme para un amor que soporte la prueba del tiempo.

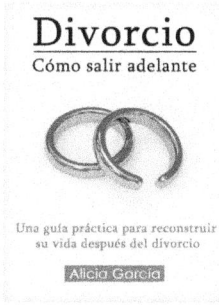

Divorcio: Cómo salir adelante - Una guía práctica para reconstruir su vida después del divorcio

En este libro encontrarás información valiosa sobre cómo mejorar tu vida después del divorcio.

No hay duda sobre el hecho de que el divorcio puede ser muy difícil, pero uno de los aspectos más difíciles es la reconstrucción de tu vida luego de este hecho.

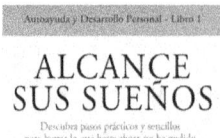
Alcance Sus Sueños - Descubra pasos prácticos y sencillos para lograr lo que hasta ahora no ha podido

Este libro ha sido escrito con el propósito de ayudarle a alcanzar aquellas metas que todavía no ha logrado y animarle a seguir luchando por aquellos sueños que está persiguiendo.

He dividido esta obra en 6 capítulos pensando cuidadosamente en todas las áreas involucradas en el proceso de alcanzar nuestras metas y lograr nuestros sueños.

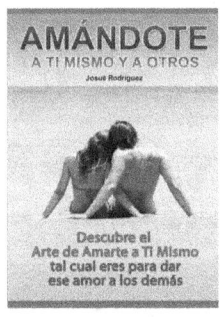
Amándote a Ti Mismo y a Otros - Descubre al arte de amarte a ti mismo tal cual eres para dar ese amor a los demás

Cuando te quieres a ti mismo, tu vitalidad emocional vibra de una manera más "limpia" y a una frecuencia más alta.

Y a medida que te quieres más a ti mismo, empezarás a ser capaz de compartir ese amor con los demás también.

www.ingramcontent.com/pod-product-compliance
Lightning Source LLC
LaVergne TN
LVHW011731060526
838200LV00051B/3128